MEIN KREBS UND ICH

Eine Reise durch Dunkelheit und Licht

Mag. Eva Prasch

WEB:

https://evaprasch.com/

VORWORT:

Die erste Begegnung mit dem Unbekannten: Warum ich mich entschloss, meine Geschichte zu teilen

Es gibt Momente im Leben, die uns für immer prägen. Momente, die uns aus der gewohnten Bahn werfen und uns mit einer Realität konfrontieren, die wir nie erwartet hätten. So war auch die Diagnose Krebs ein solcher Moment für mich. Ein Moment, der sich anfühlte, als würde der Boden unter meinen Füßen wegbrechen, als würde die Zeit stillstehen. Plötzlich war alles, was ich für selbstverständlich hielt – meine Gesundheit, mein Alltag, mein Leben – nicht mehr sicher. Die Vorstellung, dass etwas so Unbekanntes und Bedrohliches in mir wächst, schien unvorstellbar.

Ich habe lange überlegt, ob ich diese Geschichte teilen soll. Die Geschichte eines Kampfes, den ich anfangs nicht verstehen konnte. Die Geschichte einer Reise, die mich in die tiefsten Abgründe meiner Ängste führte. Aber dann wurde mir klar:

Diese Geschichte ist nicht nur meine. Sie könnte auch deine sein. Sie könnte die deines Partners, deiner Freundin, deines Vaters oder deiner Schwester sein. Denn der Krebs betrifft nicht nur den Körper, er verändert auch unsere Seele, unser Denken, unser Leben.

● *Ein persönliches Bekenntnis: Wie sich mein Leben durch die Diagnose für immer verändert hat*

Die Diagnose Krebs hat mein Leben für immer verändert. Es war, als würde eine Tür in eine völlig unbekannte Welt aufgestoßen, eine Welt, die von Ängsten, Schmerz und Unsicherheit geprägt war.

Aber sie war auch eine Welt voller unerkannter Stärke, Hoffnung und Mut. Der Krebs hat mir gezeigt, wie zerbrechlich das Leben ist, aber auch, wie unglaublich stark wir sein können, wenn wir uns dem Unbekannten stellen.

Was der Krebs für mich bedeutet – die Reise beginnt im Dunkeln

Zuerst nur Dunkelheit, Zweifel, eine nie gekannte Angst. Doch die Reise, die ich antrat, brachte auch unerwartete Lichtblicke.

Ich habe diese Reise im Dunkeln begonnen, mit dem Gefühl, alles zu verlieren. Aber ich habe gelernt, dass Dunkelheit auch der Ort ist, an dem wir unsere wahre Stärke entdecken können. Heute bin ich dankbar für all das, was ich auf diesem Weg lernen durfte – über mich selbst, über das Leben, über die Kraft, die in uns steckt, auch in den dunkelsten Momenten.

Deshalb habe ich mich entschlossen, meine Geschichte zu teilen. Vielleicht findest du in diesen Zeilen etwas, das dir hilft, deinen eigenen Weg zu gehen. Vielleicht wird meine Geschichte auch dir ein bisschen Licht bringen, wenn du dich selbst im Dunkel der Ungewissheit befindest. Denn auch wenn der Weg lang und schwer ist, gibt es immer einen Ausweg. Und das Licht wird dich begleiten, wenn du nur bereit bist, es zu sehen.

KAPITEL 1: DER SCHATTEN DES UNGEWISSEN

● Die ersten Anzeichen und der Moment der Unsicherheit

Es beginnt ganz unscheinbar. Du bemerkst ein Gefühl, das du nicht einordnen kannst – ein Ziehen, ein leichtes Unwohlsein, das nicht wirklich weh tut, aber irgendwie da ist. Vielleicht ist es der Druck in der Brust, ein klopfendes Herz, das nicht ganz zu deinem Rhythmus passt. Du versuchst, es zu ignorieren, redest dir ein, dass es nur die Last des Alltags ist, dass es sicher nichts ist. Doch dieses kleine, vertraute Gefühl wird nicht weniger. Es bleibt, und du kannst nicht mehr einfach so darüber hinwegsehen. Etwas stimmt nicht, auch wenn du es noch nicht benennen kannst.

Der Moment der Unsicherheit kommt, als du beginnst, **die ersten Fragen zu stellen: Was ist das? Was könnte es sein? Und wie gehst du jetzt damit um? Du suchst nach Erklärungen, versuchst dich zu beruhigen. Vielleicht ist es ja nur Stress, vielleicht ist es einfach nur eine Phase. Aber tief in dir wächst eine leise, immer lauter werdende Stimme, die dir sagt: „Das könnte mehr sein."**

● Der Weg zur Diagnose – vom ersten Verdacht bis zum endgültigen Befund

Der Weg zur Diagnose ist lang und ungewiss. Du machst einen Arzttermin, nur um sicherzugehen, dass es nichts Ernstes ist. Doch auch der Arzt schaut dich plötzlich mit einem Blick an, der dir mehr sagt, als du hören möchtest. Es folgen Tests, Untersuchungen, mehr Fragen als Antworten. Und irgendwann, irgendwann kommt der Moment, an dem dir gesagt wird, was du nie erwartet hättest: „Es könnte Krebs sein." Die Welt um dich herum verschwimmt. Ein Wort, das in deinem Kopf widerhallt, als könnte es alles zerstören. Du versuchst, es zu begreifen, doch die Worte sind so schwer, so endgültig. „Krebs", denkst du. Das ist nicht möglich, nicht bei dir. Du fühlst dich plötzlich so verletzlich, so klein.

Die Schockwellen der Nachricht: Was passiert, wenn dir der Boden unter den Füßen wegbricht?

Die Schockwellen dieser Nachricht brechen über dich herein, wie ein Sturm, der dich von den Füßen reißt. Dein Herz schlägt schneller, deine Gedanken rennen, du versuchst, das zu begreifen, was gerade in dir und um dich herum passiert. Doch alles verschwimmt. Du fühlst dich wie in einem Alptraum, aus dem du nicht aufwachen kannst. Deine Welt hat sich innerhalb weniger Sekunden komplett verändert. Die Ängste, die du dir nie vorstellen konntest, sind plötzlich real. Was bedeutet das für dich, für deine Familie, für dein Leben? Du hast das Gefühl, den Boden unter den Füßen zu verlieren.

● *Der Umgang mit der ersten Welle der Angst und Verwirrung*

Und doch: Du bist noch da. Du bist noch du. Es gibt keinen Handbuch, keinen klaren Weg, wie du mit diesem Moment umgehen sollst.

Jeder Tag ist ein neues Ringen mit Angst und Verwirrung. Du versuchst, den Überblick zu behalten, die Kontrolle zu finden, doch das Ungewisse lässt dir kaum Raum dafür. Du schwankst zwischen Verleugnung, Wut, Angst und Ohnmacht. Du versuchst, in dieser ersten Welle des Schmerzes und der Ungewissheit nicht unterzugehen.

Was du aber in diesem Moment nicht weißt: Du wirst lernen, mit dieser Angst zu leben. Du wirst nicht sofort die Antworten finden, aber irgendwann wirst du lernen, den Schatten des Ungewissen zu akzeptieren, der nun ein Teil von dir ist. Doch bevor du dahin kommst, musst du die Dunkelheit durchschreiten. Und auch wenn der Weg unendlich erscheint, du wirst ihn gehen, Schritt für Schritt. Denn in dir steckt mehr Stärke, als du vielleicht jetzt schon begreifen kannst.

KAPITEL 2: DUNKLE TAGE, HELLE MOMENTE

● *Der tägliche Kampf zwischen Hoffnung und Verzweiflung*

Es gibt Tage, an denen die Dunkelheit überhandnimmt. An denen du das Gefühl hast, nicht mehr weiterzukommen, nicht mehr zu wissen, wie du den nächsten Schritt machen sollst.

Die Behandlung frisst dich, sowohl körperlich als auch emotional. Du hast Schmerzen, bist erschöpft, und der Körper fühlt sich an wie ein Fremdkörper. Manchmal siehst du nur noch die graue Wand vor dir, die sich immer weiter zuzieht. Du versuchst, dich aufzurappeln, aber die Last ist schwer, und der Mut schwindet schneller, als du ihn aufbauen kannst.

In diesen Momenten kämpfst du mit dir selbst. Du kämpfst gegen die lähmende Angst, gegen die Verzweiflung, die immer wieder kommt, wie eine Welle, die dich fast erdrückt. Deine Gedanken kreisen, alles scheint so unsicher, so bedrohlich. Die Diagnose, die Behandlung, die ungewisse Zukunft – alles wird zu einer dunklen Masse, die dich erdrückt.

● *Wie ich versuchte, im Dunkel der Krankheit kleine Lichtblicke zu finden*

Doch auch in diesen dunklen Tagen gab es immer wieder kleine Momente, die dir ein wenig Licht brachten.

Ein Lächeln von einem Freund, der dir einfach nur zuhört.

Ein Gespräch mit jemandem, der versteht, was du durchmachst.

Ein kleiner Moment des Friedens, wenn du dich hinsetzt und die Stille um dich herum für einen Moment spürst. Es sind die kleinen Dinge, die dir helfen, nicht völlig in der Dunkelheit zu verschwinden. Der Blick auf das, was noch bleibt, und nicht nur auf das, was du verloren hast.

● *Der Umgang mit den körperlichen und emotionalen Auswirkungen der Krankheit*

Die körperlichen Auswirkungen sind schwer zu ertragen.

Du hast Schmerzen, dein Körper fühlt sich fremd an. Doch es gibt auch Momente, in denen du beginnst, deinen Körper anders wahrzunehmen.

Du schätzt ihn auf eine Weise, die du nie zuvor getan hast.

Auch wenn er sich nicht immer so anfühlt, wie du ihn dir wünschst, ist er dennoch stark. Dein Körper trägt dich durch diese Zeit, auch wenn du das Gefühl hast, er ist nicht mehr der alte.

Menschen und Situationen, die mir in den schwersten Stunden Halt gaben

Es sind die Menschen um dich, die dir in den schwersten Stunden Halt geben. Sie kommen, um dich zu unterstützen, ohne viele Worte. Sie hören dir zu, halten deine Hand, sind einfach da. Du beginnst zu merken, wie wichtig es ist, nicht allein zu sein. Ihre Nähe hilft dir, den dunklen Momenten etwas entgegenzusetzen. Auch wenn sie nicht alle Antworten haben, spürst du ihre Liebe und ihre Wärme. Und genau das gibt dir die Kraft, weiterzumachen.

In den dunkelsten Momenten lernst du, dass auch der kleinste Lichtblick zählt. Dass es nicht immer darum geht, das große Ziel zu erreichen, sondern einfach durchzuhalten und die Momente der Hoffnung zu erkennen, auch wenn sie nur kurz sind. Sie sind es, die dir helfen, Schritt für Schritt wieder ins Licht zu kommen. Und auch wenn es sich anfühlt, als würde die Dunkelheit niemals weichen, weißt du tief in dir, dass der nächste helle Moment nur einen Atemzug entfernt ist.

KAPITEL 3:
DAS GEFÜHL,
ZERBROCHEN ZU SEIN

Der Verlust von Kontrolle: Wie der Krebs mich und meine Welt auseinanderbrach

Es gibt Momente, da fühlt es sich an, als würde alles, was du je gekannt hast, plötzlich auseinanderbrechen. **Der Krebs nimmt dir nicht nur die Kontrolle über deinen Körper, sondern auch über dein Leben.** Du hast das Gefühl, alles zu verlieren – deine Energie, deine Freude, deine Unbeschwertheit. Dinge, die dir vorher so selbstverständlich erschienen, werden plötzlich zu unüberwindbaren Hürden. Und das Schlimmste daran: Du kannst nichts dagegen tun. Du bist nicht mehr der, der du mal warst. Du kannst die Kontrolle nicht zurückgewinnen.

Der Krebs zerbricht mehr als nur deinen Körper. Er zerbricht auch deine Welt, deine Sicherheit, das Bild, das du dir von dir selbst gemacht hast.

Was, wenn alles, was du geglaubt hast, nicht mehr zählt?

Was, wenn der Kampf gegen die Krankheit der einzige ist, der dir noch bleibt?

Die Gewissheit, die du früher hattest, ist fort. Du weißt nicht mehr, wie du dich fühlen sollst, was du denken sollst. In diesen Momenten fühlst du dich leer, verloren – fast wie ein Schatten deiner selbst. Es ist ein Gefühl der völligen Zerrissenheit.

● *Die dunklen Nächte der Seele: Die Momente, in denen ich nicht mehr weiter wusste*

Die Nächte sind besonders schwer. Es sind die dunklen Nächte der Seele, die Momente, in denen du völlig allein mit dir bist. In denen der Schmerz, die Ängste und die Zweifel in dir toben. Der Kopf ist voll von Gedanken, von Fragen, von Sorgen. Und keine Antwort scheint dir Trost zu spenden. Es gibt keine einfachen Worte, die dir helfen könnten. Du liegst in der Dunkelheit, und es fühlt sich an, als würde sie dich erdrücken. Der Körper schmerzt, der Geist ist erschöpft, und du fragst dich immer wieder, wie lange du noch durchhalten kannst.

In diesen Momenten kommen die Selbstzweifel. Was, wenn ich nicht genug kämpfe? Was, wenn ich nicht stark genug bin? Du fragst dich, ob du vielleicht versagt hast, ob du die Kontrolle über dein Leben, deinen Körper verloren hast. Die ständige Konfrontation mit deiner eigenen Sterblichkeit macht alles noch schlimmer. Es gibt keinen Raum für die Illusionen, die du früher hattest. Du wirst gezwungen, dich der Wahrheit zu stellen, der Ungewissheit, dem Wissen, dass niemand weiß, wie es weitergeht.

Und dieser Gedanke, dass alles irgendwann zu Ende sein könnte, ist erschütternd. Du spürst eine Leere, die du nicht füllen kannst.

● *Warum die Stille oft lauter war als alles andere*

Und dann ist da die Stille. Inmitten all der Angst und der Gedanken wird sie oft lauter als alles andere. Sie ist der Raum, in dem du dich selbst begegnest, ohne Ablenkung, ohne das, was du glaubst, was du sein musst. Sie ist unangenehm, diese Stille, weil sie dich mit der Wahrheit konfrontiert. Sie lässt dich spüren, wie zerbrechlich du bist, wie unvorbereitet du eigentlich bist, dich mit deiner eigenen Vergänglichkeit auseinanderzusetzen. Aber gleichzeitig ist die Stille auch der Moment, in dem du dich selbst wirklich beginnst zu hören. Vielleicht gibt sie dir auch den Raum, in dem du dich wiederfinden kannst, Schritt für Schritt, auch wenn du glaubst, dass du schon längst verloren bist.

In dieser Zeit des Zerbrochenseins, in der du dich fragst, wie du jemals wieder heil werden sollst, beginnst du vielleicht, etwas Wichtiges zu verstehen: Es ist okay, zerbrochen zu sein. Es ist okay, sich hilflos zu fühlen, zu zweifeln und in den dunklen Nächten der Seele zu versinken. Denn in dieser Zerbrochenheit liegt eine leise, aber starke Kraft – die Fähigkeit, wieder zusammenzusetzen, was zerbrochen ist, und in deiner eigenen Zerbrechlichkeit die Möglichkeit zu finden, neu anzufangen.

KAPITEL 4: LICHT IN DER DUNKELHEIT: DIE KRAFT DES GLAUBENS

● *Der Wendepunkt: Wie der Glaube an mich selbst und an das Leben begann, wieder stärker zu werden*

Es gibt einen Moment, an dem der **Wendepunkt** kommt – auch wenn du ihn zunächst nicht erkennst. Es ist kein plötzlicher Knall, keine dramatische Szene, sondern eher ein stiller Augenblick, in dem du anfängst, etwas in dir selbst zu spüren, das du längst verloren geglaubt hast: Glauben. Der Glaube an dich selbst, an das Leben, an die Möglichkeit, auch in der Dunkelheit einen Funken Licht zu finden. Es ist der Moment, in dem du beginnst, die Schatten hinter dir zu lassen und wieder in Richtung Hoffnung zu blicken.

Wo ich Stärke fand, als ich dachte, sie sei längst verschwunden

Am Anfang hast du dich vielleicht selbst nicht mehr erkannt. Du warst müde, verzweifelt und hast geglaubt, dass deine Stärke schon längst erschöpft war. Doch plötzlich bemerkst du etwas, das du in all der Dunkelheit übersehen hast: Du bist stärker, als du gedacht hast.

Es sind nicht die großen Taten oder die riesigen Fortschritte, die dich wieder aufrichten – es sind die kleinen, stillen Momente, in denen du erkennst, dass du immer noch da bist, immer noch kämpfst, immer noch irgendwie weitergehst. Diese Momente sind die ersten Zeichen von Hoffnung, die du in dir selbst findest. Du hast mehr in dir, als du je vermutet hättest.

Der Glaube an dich selbst ist nicht immer einfach, vor allem, wenn du dich von der Krankheit überwältigt fühlst. Aber er wächst, wenn du ihm Platz gibst.

Es sind die leisen Worte, die du dir selbst sagst, wenn du morgens aufwachst: „Ich schaffe diesen Tag." Es ist das kleine Lächeln, das du dir im Spiegel schenkst, wenn du dich siehst, so wie du bist – erschöpft, aber nicht gebrochen. Du beginnst, dir zu erlauben, an den nächsten Schritt zu glauben, selbst wenn der Weg ungewiss bleibt. Der Glaube wird zu einer Quelle von Stärke, die dich immer wieder aufrichtet, wenn du denkst, du könntest nicht mehr.

Die Bedeutung von Hoffnung: Wie ich lernte, jeden neuen Tag als Geschenk zu sehen

Hoffnung wird zu einem lebenswichtigen Bestandteil deiner Reise. Du lernst, jeden neuen Tag als Geschenk zu sehen – nicht als selbstverständlich, sondern als eine Möglichkeit, neu zu beginnen. Du beginnst zu verstehen, dass jeder Moment, in dem du atmen kannst, in dem du in der Sonne sitzen oder deine Lieblingsmusik hören kannst, ein Geschenk ist. Es sind die kleinen Dinge, die dir plötzlich wie die größten Wunder erscheinen. Du erkennst, dass es nicht nur um das große Ziel geht, sondern auch um die Fähigkeit, inmitten der Dunkelheit die hellen Flecken zu finden, die da sind, wenn du nur genau hinschaust.

● *Mentale Strategien, die mir halfen, das Licht wieder zu sehen*

Mentale Strategien helfen dir, das Licht wieder zu sehen. Du lernst, dich nicht von jedem negativen Gedanken überwältigen zu lassen. Du beginnst, deine Gedanken zu lenken, sie neu zu ordnen und dir selbst positive Botschaften zu senden. Du übst Dankbarkeit, auch für die kleinsten Dinge. Du machst dir bewusst, was du alles geschafft hast, anstatt dich nur auf das zu konzentrieren, was noch vor dir liegt. Meditation, Atemübungen und kleine Rituale werden zu deinen Werkzeugen, um dich immer wieder zu erden und deine innere Ruhe zu finden. Diese einfachen Techniken helfen dir, den Fokus zurückzugewinnen und das Licht in der Dunkelheit zu sehen – selbst wenn es manchmal nur ein schwacher Schimmer ist.

Es ist nicht immer leicht, den Glauben zu bewahren, vor allem an Tagen, an denen die Dunkelheit schwer auf dir lastet. Aber mit jedem Schritt, den du machst, wird dieser Glaube stärker. Du beginnst zu erkennen, dass du der Schöpfer deines eigenen Lichts bist. Selbst wenn du inmitten des Sturms stehst, trägst du die Kraft in dir, den Regenbogen zu sehen. Und genau diese Kraft – der Glaube an dich selbst, an die Hoffnung, an das Leben – wird dir helfen, immer wieder aufzustehen, selbst wenn du am Boden bist. Denn du bist nicht allein auf dieser Reise, und das Licht ist näher, als du denkst.

KAPITEL 5: DER KÖRPER ALS FEIND UND VERBÜNDETER

● *Der Schmerz und die körperlichen Herausforderungen der Behandlung*

Am Anfang fühlte sich mein Körper wie ein Feind an – etwas, das mich verraten hatte. Die **Schmerzen**, die Müdigkeit, die unvorhersehbaren Reaktionen auf die Behandlung – alles, was du früher als selbstverständlich angesehen hast, scheint plötzlich zu deinem größten Hindernis zu werden. Dein Körper, der dich immer getragen hat, fühlt sich an, als würde er sich gegen dich wenden.

Du spürst jede Zelle, jede Bewegung als Belastung. Der Krebs ist nicht nur eine äußere Bedrohung, er hat auch deinen eigenen Körper in eine Art Kriegszustand versetzt.

Der Versuch, Frieden mit einem Körper zu schließen, der sich gegen mich zu wenden schien

Es ist ein seltsames Gefühl, in einem Körper zu leben, der dich im Stich lässt. Du bist nicht mehr der Mensch, der du einmal warst. Du bist müde, schwach und fremd in deiner eigenen Haut. Die ständigen Behandlungen, die Medikamente – all das hinterlässt Spuren, die mehr sind als nur körperliche. Sie fressen an deinem Vertrauen in deinen Körper, an deinem Gefühl, in deinem eigenen Körper zu Hause zu sein. Du beginnst, dich zu fragen, wer du wirklich bist, wenn du dir selbst nicht mehr vertrauen kannst.

● *Wie ich begann, meinen Körper in all seiner Zerbrechlichkeit zu schätzen*

Doch irgendwann beginnst du, einen anderen Blick auf deinen Körper zu werfen. Du erkennst die **Zerbrechlichkeit**, aber auch die unglaubliche Stärke, die in ihm steckt. Du beginnst, ihm zuzuhören – auf eine Weise, wie du es nie getan hast. Du merkst, wie dein Körper kämpft, wie er sich nach jeder Behandlung langsam wieder aufrappelt. Es sind diese kleinen Momente, die dir zeigen, wie viel Leben noch in ihm steckt. Der Schmerz ist da, aber er ist nicht alles. Der Körper, der sich so oft anfühlte wie ein Feind, wird plötzlich zu einem Verbündeten – einem, der auf seine eigene Weise um dein Überleben kämpft.

Du fängst an, die kleinen Zeichen der Heilung zu erkennen, auch wenn sie nicht sofort sichtbar sind. Ein Tag, an dem du weniger Schmerzen hast.

Ein Lächeln, das sich auf dein Gesicht schleicht, auch wenn du dich schwach fühlst. Du fängst an, diese Momente zu schätzen – Momente, in denen du dich lebendig fühlst, trotz der Krankheit, trotz allem, was du durchmachst. Du beginnst, die unglaubliche Fähigkeit deines Körpers zu respektieren, sich zu regenerieren, sich zu erholen, auch wenn der Weg steinig ist.

Es ist nicht immer einfach, Frieden mit diesem Körper zu schließen. Du kämpfst weiter mit den Einschränkungen, mit der Müdigkeit und den Veränderungen, die du durchmachst. Aber du lernst, deinen Körper nicht als Feind zu sehen, sondern als einen Teil von dir, der trotz allem immer noch da ist. Du verstehst, dass er nicht perfekt ist, dass er seine Schwächen hat – aber auch, dass er mehr Stärke in sich trägt, als du dir je hättest vorstellen können.

Momente der Heilung: Was es bedeutet, sich wieder lebendig zu fühlen, trotz der Krankheit

Die Momente der Heilung sind nicht nur physisch. Es sind die Momente, in denen du dich selbst wiederfindest, in denen du spürst, dass du mehr bist als die Krankheit. Es sind die stillen Augenblicke, in denen du einfach da bist, in denen du deinen Körper für all das dankst, was er für dich tut. Und genau diese Momente, in denen du wieder das Leben fühlst, lassen dich verstehen, dass der wahre Kampf nicht nur gegen den Krebs geht – sondern gegen das Gefühl der Ohnmacht. Und je mehr du deinen Körper in seiner Zerbrechlichkeit schätzt, desto mehr wirst du erkennen, dass er dir auch in den dunkelsten Momenten ein Verbündeter sein kann.

KAPITEL 6: DIE SCHATTEN DER EINSAMKEIT UND DIE LICHTSTRAHLEN DER NÄHE

Die Bedeutung von Beziehungen: Wer in der Dunkelheit an meiner Seite blieb

In den dunkelsten Stunden, wenn der Schmerz unerträglich ist und die Angst wie ein ständiger Begleiter erscheint, fühlst du dich oft unglaublich allein. Es ist, als wäre der Raum um dich herum immer größer und leerer, als würde der Krebs nicht nur deinen Körper, sondern auch deine Welt auseinanderreißen.

Du versuchst, dich abzulenken, dich zu beschäftigen, aber irgendwann kommst du an den Punkt, an dem du dich deinen eigenen Gedanken und Ängsten nicht mehr entziehen kannst. Und in diesen Momenten ist die Einsamkeit am stärksten. Du fragst dich, **wer wirklich bei dir ist, wer dich versteht, wer die Last mit dir trägt.**

● *Das Gefühl der Isolation und die Suche nach Verständnis*

Es gibt Tage, an denen du dir wünschst, dass jemand einfach da ist, nicht um dir Lösungen anzubieten, sondern einfach, um zu sein. In diesen Momenten wird dir bewusst, wie wichtig Beziehungen sind – wie sehr wir als Menschen darauf angewiesen sind, nicht nur für uns selbst zu kämpfen, sondern auch für andere.

Die Menschen, die in dieser dunklen Zeit an deiner Seite bleiben, werden zu deinen Ankerpunkten. Sie sind es, die dir zeigen, dass du nicht alleine bist, auch wenn du es vielleicht manchmal so fühlst.

Wie wahre Nähe nicht nur in Worten, sondern in Taten und Gesten liegt

Die Isolation ist hart. Du fühlst dich oft missverstanden, weil du niemandem wirklich erklären kannst, was du durchmachst – wie Krebs nicht nur deinen Körper, sondern auch deine Seele angreift. Es ist schwer, Worte zu finden, die das Gefühl der Ohnmacht, der Angst und der Verzweiflung beschreiben. Doch in diesen Momenten wirst du erkennen, dass **wahre Nähe nicht nur in den Worten** liegt. **Es sind die Taten und Gesten,** die den Unterschied machen. Ein Anruf, in dem einfach gefragt wird: „Wie geht es dir?" Eine Umarmung, die sagt: „Ich bin hier, du bist nicht allein." Diese einfachen, aber tiefgründigen Gesten können mehr Trost spenden als alle Worte dieser Welt.

Du beginnst zu verstehen, dass es nicht darum geht, ständig stark zu sein oder den perfekten Umgang mit der Krankheit zu finden. Es geht darum, die Menschen um dich zu haben, die dir in den schweren Momenten ihre Unterstützung zeigen – die dir einfach zuhören, dich halten oder dich zum Lachen bringen, wenn du es am wenigsten erwartest. Du erkennst, dass Heilung nicht nur eine körperliche Reise ist, sondern auch eine seelische. Und diese Reise wirst du nicht alleine gehen müssen.

• *Die Heilung durch Gemeinschaft: Warum wir unsere Ängste nicht alleine tragen müssen*

Die Gemeinschaft – sei es deine Familie, deine Freunde oder auch Menschen, die du vielleicht erst jetzt in dieser Zeit kennenlernst – wird zu einem entscheidenden Teil deiner Heilung. Sie geben dir den Raum, deine Ängste zu teilen, sie nehmen dir ein Stück der Last ab, auch wenn sie nicht immer wissen, was du durchmachst. Aber ihre Präsenz, ihr Dasein, lässt dich wissen, dass du nicht alleine kämpfen musst.

Es ist diese Nähe, die dich wieder an das Leben glauben lässt. Denn es gibt immer Menschen, die bereit sind, sich mit dir durch die Dunkelheit zu bewegen, die dir ihre Hand reichen, wenn du sie brauchst. Sie geben dir Kraft, wenn du sie am meisten benötigst, und helfen dir, die Schatten der Einsamkeit zu vertreiben. In dieser Gemeinschaft liegt eine unbeschreibliche Kraft, eine heilende Energie, die dir zeigt, dass du nicht nur für dich selbst, sondern auch füreinander kämpfst. Und vielleicht ist genau das der größte Trost: Die Gewissheit, dass du nicht alleine bist, dass du getragen wirst – in der Dunkelheit und im Licht.

KAPITEL 7: DER TANZ ZWISCHEN HOFFNUNG UND ANGST

● *Wie sich Angst und Hoffnung untrennbar miteinander verknüpfte*

Es ist ein ständiger Tanz – zwischen Hoffnung und Angst.

Jeden Tag, manchmal jede Stunde, schwanken diese beiden Gefühle miteinander. Mal bist du voller Hoffnung, fühlst dich stark, als könntest du alles schaffen. Du siehst die Fortschritte, die du machst, auch wenn sie klein erscheinen, und du beginnst zu glauben, dass es ein Ende geben könnte, ein Licht am Ende des Tunnels.

Doch dann kommt die Angst, wie ein Schatten, der sich immer wieder über dein Herz legt. Sie fließt in deine Gedanken, raubt dir den Atem und lässt dich zweifeln – an dir, an der Zukunft, an allem, was du dir erhofft hast.

Die Phasen des Kämpfens: Manchmal verzweifelt, aber nie ganz ohne Hoffnung

Angst und Hoffnung sind untrennbar miteinander verknüpft, wie zwei Seiten derselben Medaille. Du kannst die eine nicht ohne die andere haben, sie existieren nebeneinander. An einem Tag ist die Angst lauter, drückt dich nieder und lässt dich fast erdrücken. Du fühlst dich klein und hilflos, als stünde der Kampf vor dir wie ein unüberwindbarer Berg. Aber dann, an einem anderen Tag, ist es die Hoffnung, die dich wieder aufrichtet. Sie flackert wie ein kleines Licht, das du nicht auslöschen kannst. Und selbst in den dunkelsten Stunden gibt es diesen Funken, der dich weitermachen lässt – das Wissen, dass Hoffnung selbst in der größten Dunkelheit existiert.

Die Phasen des Kämpfens:
Manchmal verzweifelt, aber
nie ganz ohne Hoffnung

Es gibt Phasen, in denen du dich am liebsten aufgeben würdest, in denen der **Kampf** zu schwer erscheint, um weiterzugehen. In denen du an deine Grenzen stößt, sowohl körperlich als auch seelisch. Du fühlst dich erschöpft, ausgebrannt, als ob dir die Kraft fehlt, den nächsten Schritt zu machen. Doch selbst in diesen Momenten – in der Verzweiflung, in der Müdigkeit – ist die **Hoffnung** nie ganz verschwunden. Sie ist da, leise, wie eine vertraute Stimme im Hintergrund, die dir zuflüstert: „Du bist nicht alleine. Du bist stärker, als du denkst. Du wirst weitermachen."

● *Warum es okay war, nicht immer stark zu sein*

Es ist okay, nicht immer stark zu sein. Es ist okay, sich schwach zu fühlen, sich hilflos und von der Welt überwältigt. Du musst nicht immer die Kontrolle haben oder perfekt durch die Krankheit kommen. Es gibt Momente, in denen du dich verloren fühlst, und das ist völlig in Ordnung. Du musst dich nicht schämen, wenn du nicht immer der Felsen bist, den du dir vielleicht wünschst, zu sein. Es ist menschlich, sich schwach zu fühlen. Es ist ein Teil des Prozesses, die Ängste zuzulassen und sich selbst die Erlaubnis zu geben, auch mal zu fallen, ohne sich dafür zu verurteilen.

• *Die Mutigen Momente: Kleine Siege, die große Bedeutung hatten*

Und dann, inmitten all der Ängste und Schwächen, gibt es die mutigen Momente. Die Momente, in denen du etwas tust, von dem du nicht geglaubt hast, dass du es noch tun kannst. Ein Schritt, der dir anfangs unmöglich schien, aber den du doch gemacht hast. Ein Lächeln, das du trotz allem auf dein Gesicht zaubern konntest. Ein Moment, in dem du spürst, dass du mehr bist als die Krankheit, dass du mehr bist als die Angst. Diese kleinen Siege – sie mögen klein erscheinen, aber sie sind mächtig. Sie erinnern dich daran, dass du immer noch kämpfst, dass du immer noch Hoffnung hast, dass du trotz allem nie ganz aufgibst.

Und genau diese Momente, in denen du trotz der Dunkelheit das Licht wiederfindest, sind es, die dir die Kraft geben, weiterzumachen. Sie zeigen dir, dass Hoffnung und Angst zwar miteinander tanzen, aber du immer noch die Musik bestimmst. Und auch wenn der Tanz manchmal schwer ist, wirst du immer wieder aufstehen, kleine Siege feiern und dich daran erinnern, dass der Weg – auch wenn er steinig und lang ist – immer noch deinen Namen trägt.

KAPITEL 8: DAS LICHT AM ENDE DES TUNNELS

● *Der Übergang von der Dunkelheit in das Licht der Genesung*

Es ist ein langsamer Übergang, fast unmerklich. **Die** Dunkelheit, die dir so lange wie ein ständiger Begleiter erschien, **beginnt sich zu lichten.** Der Schmerz, der dich tagtäglich begleitete, ist weniger geworden.

Die Tage fühlen sich nicht mehr so schwer an, und du spürst zum ersten Mal seit langem, dass der Weg wieder offen ist – vor dir liegt das Licht, auch wenn es noch fern scheint. Du hast die schlimmsten Momente überstanden, aber der Weg zur Genesung ist nicht einfach nur ein Schritt, der einmal gemacht wird. Es ist ein Übergang, ein langsames Aufatmen, ein Erwachen, das sich über Tage und Wochen hinzieht.

Was es wirklich bedeutet, „geheilt" zu sein – körperlich und seelisch

Der Moment, in dem du beginnst, das Leben wieder in vollen Zügen zu fühlen, ist **ein stiller Sieg**. Du hast überlebt. Du hast gekämpft und bist immer noch hier. **Aber was bedeutet es wirklich, „geheilt" zu sein?** Ist es nur der Moment, in dem die Ärzte sagen, dass der Krebs besiegt ist? Oder ist es mehr als das? Heilung bedeutet nicht nur das Verschwinden der Krankheit aus deinem Körper. Es bedeutet, dass du die dunklen Kapitel hinter dir lässt und dich selbst wieder findest. Es bedeutet, dass du nicht nur physisch, sondern auch emotional und geistig heilen kannst. Die Narben, die zurückbleiben, sind nicht nur Zeichen des Schmerzes, sondern auch des Wachstums. Sie erinnern dich daran, dass du stärker geworden bist, dass du dich weiterentwickelt hast, auch wenn es auf schmerzhafte Weise war.

● *Der Neubeginn: Wie ich lernte, das Leben anders zu leben und die einfachen Dinge zu schätzen*

Der Neubeginn ist nicht plötzlich. Es ist ein Prozess, der sich über die Zeit entfaltet. Du lernst, das Leben anders zu sehen, und es wird nie wieder dasselbe sein. Du beginnst, die kleinen Dinge zu schätzen, die du früher als selbstverständlich angesehen hast – der Duft des Morgens, der erste Kaffee des Tages, das Lächeln eines geliebten Menschen, das Gefühl, die Sonne auf der Haut zu spüren. All diese einfachen Dinge bekommen eine neue Bedeutung. Sie sind die Dinge, die dir das Leben wieder näher bringen, die dir zeigen, wie kostbar jeder Moment ist. Du beginnst zu verstehen, dass das Leben nicht immer perfekt sein muss, um schön zu sein. Es reicht, im Moment zu leben und ihn zu genießen, egal wie klein oder unbedeutend er dir früher vielleicht erschien.

Die Zeit nach der Behandlung: Was sich verändert hat, was bleibt

Die Zeit nach der Behandlung ist ein Übergang, der nicht nur deinen Körper, sondern auch dein inneres Gleichgewicht betrifft. Es gibt Dinge, die sich verändert haben – du bist nicht mehr der Mensch, der du einmal warst. Aber das bedeutet nicht, dass du verloren bist.

Du hast neue Stärken gefunden, du hast gelernt, deine Ängste zu akzeptieren und gleichzeitig nach vorn zu schauen. Was bleibt, ist die Erkenntnis, dass du mehr bist als deine Krankheit, dass du immer noch Träume hast, immer noch Ziele, die du erreichen möchtest. Du bist nicht nur die Summe deiner Narben oder der Krankheit, die du besiegt hast – du bist der Mensch, der aus dieser Erfahrung hervorgegangen ist, stärker, mutiger und mit einer tieferen Wertschätzung für das Leben.

Die Veränderung, die du durchgemacht hast, ist tief. Sie lässt dich die Welt mit anderen Augen sehen. Die Fragen, die du dir früher gestellt hast, erscheinen dir jetzt vielleicht weniger wichtig, während du gleichzeitig die Bedeutung von Nähe, Liebe und Gemeinschaft immer mehr begreifst. Was bleibt, ist die Erkenntnis, dass du nicht nur überlebt hast, sondern dass du aus der Dunkelheit in das Licht gegangen bist – und dass du auch weiterhin das Recht hast, das Leben zu feiern, jeden Moment, den du bekommst.

KAPITEL 9: VOM SCHATTEN ZUM STRAHLEN: EINE NEUE PERSPEKTIVE AUF DAS LEBEN

● *Wie sich mein Blick auf
die Welt verändert hat und
warum ich heute mehr denn je
schätze, was wirklich zählt*

Der Schatten, der so lange über dir lag, ist nicht einfach verschwunden. Aber er hat sich verändert. Was früher schwer und bedrohlich schien, ist jetzt ein Teil deiner Geschichte, ein Teil von dem, was dich geprägt hat.

Der Krebs hat dich herausgefordert, hat dir so vieles abverlangt – aber er hat dir auch eine neue Perspektive auf das Leben geschenkt. Du siehst die Welt heute mit anderen Augen, nicht mehr durch den Filter der Angst und Verzweiflung, sondern durch den der Wertschätzung und Dankbarkeit.

Alles, was du durchgemacht hast, hat dir gezeigt, was wirklich zählt.

Früher hast du vielleicht viele Dinge als selbstverständlich angesehen – Gesundheit, Zeit, die Menschen um dich herum.

> ● *Die Erkenntnis, dass das Leben*
> *auch nach der Krankheit kostbar*
> *ist und voller Möglichkeiten*

Aber der Krebs hat dir die Augen geöffnet. Du hast erkannt, wie kostbar jeder einzelne Tag ist, wie wertvoll jeder Moment ist, den du im Leben hast. Und **diese Erkenntnis** hat alles verändert.

Du beginnst, die kleinen Dinge zu schätzen – den Geruch des Regens, das Lächeln eines Fremden, das Gefühl von Frieden, wenn du einfach nur in Stille sitzt. Früher hast du vielleicht mehr nach dem „großen Glück" gesucht, nach den großen Erfolgen und Zielen. Heute weißt du, dass das wahre Glück nicht immer dort zu finden ist, sondern in einfachen, flüchtigen Momenten des Lebens.

Die Krankheit hat dir auch die Möglichkeit gegeben, das Leben aus einer neuen Perspektive zu sehen. Du verstehst jetzt, dass das Leben nicht nur aus der Summe von Ereignissen besteht, sondern auch aus den Beziehungen, den Erfahrungen, die du machst, und vor allem der Haltung, die du zu dir selbst und der Welt einnimmst.

Die Erkenntnis, dass das Leben auch nach der Krankheit kostbar ist und voller Möglichkeiten

Du hast erkannt, dass es **nach der Krankheit** immer noch unendlich viele Möglichkeiten gibt. Möglichkeiten, die du vielleicht früher nicht gesehen hast oder die du einfach für selbstverständlich gehalten hast. Das Leben ist nicht am Ende, wenn die Krankheit vorbei ist. Es geht weiter, und es ist voller Chancen, die darauf warten, ergriffen zu werden.

● *Warum der Krebs mir eine neue
Kraft und ein neues Verständnis
für mich selbst gegeben hat*

Und der Krebs hat dir eine neue Kraft gegeben. Eine Kraft, die du nicht für möglich gehalten hättest.

Du hast gelernt, dass du mehr aushalten kannst, als du je gedacht hast.

Du hast dich selbst auf eine Weise kennengelernt, die dich erstaunt.

Du hast Stärke gefunden, wo du sie nicht erwartet hast, und Mut, selbst in den dunkelsten Momenten. Diese Stärke ist jetzt ein Teil von dir. Sie begleitet dich, auch wenn du dich wieder in den Alltag einfügst.

Und mit dieser neuen Kraft kommt auch ein tieferes Verständnis für dich selbst – für deine Bedürfnisse, deine Ängste, deine Träume.

Das Geschenk der Dankbarkeit: Wie ich die kleinen Lichter in meinem Leben erkenne und ehre

Das größte Geschenk, das dir der Krebs gegeben hat, **ist die Dankbarkeit.**

Du siehst jetzt das Leben mit einer Klarheit, die du vorher nicht gekannt hast. Du erkennst die kleinen Lichter, die oft im Alltag übersehen werden. Es sind die Momente des Lächelns, die Stunden mit Freunden, die Begegnungen, die dir Wärme bringen. Es ist das Wissen, dass du jeden Tag die Wahl hast, mit einer positiven Einstellung und einem offenen Herzen auf die Welt zuzugehen. Du hast gelernt, dass Dankbarkeit nicht nur ein Gefühl ist, sondern eine Haltung – eine Entscheidung, die du immer wieder treffen kannst, auch an den schwereren Tagen.

Heute schätzt du mehr denn je, was wirklich zählt: Gesundheit, Liebe, Gemeinschaft, und das Leben selbst. Du hast den Schatten hinter dir gelassen, aber das Licht, das du heute in dir trägst, strahlt heller als je zuvor. Du weißt, dass du das Leben in seiner vollen Tiefe erleben kannst, dass du der Schöpfer deiner eigenen Zukunft bist – und dass das Leben, das dir jetzt bevorsteht, voller Schönheit und unzähliger Möglichkeiten ist.

KAPITEL 10: EIN LEBEN NACH DEM KREBS

Die Herausforderungen, die trotz der Heilung weiterhin bestehen

Auch nach der Heilung bleibt vieles anders. Es ist nicht so, dass plötzlich alles in Ordnung ist, als ob der Krebs nur eine kurze Unterbrechung gewesen wäre.

Nein, das Leben nach der Krankheit ist eine neue Reise, auf der du dich immer noch oft fragst, was noch vor dir liegt.

Die Herausforderungen sind nicht verschwunden. Ja, der Krebs ist vielleicht besiegt, aber der Weg zurück ins Leben fühlt sich nicht immer einfach an. Du wirst mit den Nachwirkungen der Behandlung konfrontiert – mit der Erschöpfung, mit körperlichen und emotionalen Narben, die geblieben sind. Du fragst dich manchmal, ob du je wieder ganz „die Alte" sein wirst. Doch du beginnst zu verstehen, dass du nicht zurückkehren musst zu dem, was du warst. Du bist jetzt jemand anderes, jemand, der mehr weiß, mehr fühlt, mehr schätzt.

● *Die Frage nach der Zukunft: Wie ich die Angst vor dem Unbekannten lernte zu akzeptieren*

Die Frage nach der Zukunft lässt dich nicht los. Was kommt jetzt? Was, wenn der Krebs zurückkommt? Die Ungewissheit bleibt ein ständiger Begleiter, auch wenn du offiziell als geheilt giltst.

Du hast gelernt, die Angst vor dem Unbekannten zu akzeptieren, sie nicht zu verdrängen, sondern sie als Teil deines Lebens zu integrieren.

Du wirst nie wissen, was die Zukunft bringt, und das kann beängstigend sein. Aber du lernst, mit dieser Ungewissheit zu leben. Du kannst die Kontrolle nicht immer haben, aber du kannst entscheiden, wie du darauf reagierst. Die Angst wird nie ganz verschwinden, aber du kannst lernen, sie nicht mehr das Steuer deines Lebens übernehmen zu lassen. Du entscheidest, wie du mit ihr umgehst, und das ist ein befreiendes Gefühl.

Der Weg zur Selbstakzeptanz: Warum ich mich heute mehr denn je selbst liebe und achte

Der Weg zur Selbstakzeptanz ist ein langer Prozess. Du hast dich vielleicht in der Vergangenheit oft selbst kritisiert, hast deine Schwächen oder Fehler nicht akzeptiert. Aber heute bist du anders. Du hast dich selbst durch die tiefsten Täler begleitet, hast dich selbst nicht aufgegeben, obwohl du am Rand der Verzweiflung warst. Du hast dich selbst in den dunkelsten Momenten gehalten, und genau das ist der Schlüssel zu deiner Heilung. Du erkennst, wie stark du wirklich bist, wie viel du durchgemacht hast und wie viel du immer noch zu bieten hast. Du liebst dich heute mehr als je zuvor – nicht trotz deiner Narben und Ängste, sondern genau wegen ihnen. Sie sind ein Teil von dir, ein Teil deiner Geschichte, und sie haben dich zu dem Menschen gemacht, der du jetzt bist.

● Die Reise ist noch nicht
zu Ende – es gibt immer noch
mehr Licht zu finden

Die Reise ist noch nicht zu Ende. Es gibt immer noch Momente der Unsicherheit, immer noch Tage, an denen du dich fragst, wie es weitergeht. Aber du weißt jetzt, dass es nicht das Ende der Reise ist, das zählt, sondern der Weg selbst. Du hast so viel gelernt und entdeckt – über dich, über das Leben und über die Dinge, die wirklich wichtig sind. Du weißt, dass das Licht immer noch vor dir liegt, auch wenn der Weg dorthin nicht immer gerade ist. Es gibt immer mehr Licht zu finden, immer noch mehr zu lernen, zu wachsen und zu erleben.

Du bist auf dem Weg zu einem neuen Leben, und auch wenn du nicht alle Antworten hast, weißt du eines mit absoluter Gewissheit: Du bist bereit, das Leben in seiner vollen Tiefe zu erleben, mit all seinen Höhen und Tiefen. Und das ist das größte Geschenk, das dir der Krebs gemacht hat – die Erkenntnis, dass du alles, was kommt, mit Mut und Hoffnung begegnen kannst. Die Reise ist nie wirklich zu Ende. Sie geht weiter, und du gehst sie mit einem offenen Herzen und dem Wissen, dass du die Kraft hast, alles zu überwinden, was noch vor dir liegt.

NACHWORT:

● *Rückblick auf die Reise von Dunkelheit zu Licht*

Wenn ich heute zurückblicke auf die Reise, die mich von der Dunkelheit ins Licht geführt hat, dann sehe ich nicht nur den Kampf, sondern auch die vielen kleinen und großen Veränderungen, die in mir stattgefunden haben.

Es war eine Reise voller Ängste, Tränen und Ungewissheit, aber auch eine Reise der Stärke, des Wachstums und der Hoffnung. Der Weg, den ich gegangen bin, hat mich mehr verändert, als ich je für möglich gehalten hätte. Der Krebs hat mir gezeigt, wie zerbrechlich das Leben ist, aber auch, wie unglaublich stark und widerstandsfähig wir Menschen sein können, wenn wir uns den Herausforderungen stellen.

● *Ein persönliches Fazit: Was der Krebs mir über das Leben beigebracht hat*

Was der Krebs mir über das Leben beigebracht hat? Viel mehr, als ich je erwartet hätte.

Er hat mir gezeigt, dass das Leben nicht selbstverständlich ist – aber dass es trotzdem kostbar ist. Er hat mir beigebracht, die kleinen Dinge zu schätzen: das Lächeln eines geliebten Menschen, den ersten Sonnenstrahl des Morgens, das Gefühl, einfach nur zu atmen. Der Krebs hat mir die Augen geöffnet für das, was wirklich zählt – Liebe, Gemeinschaft, Gesundheit und die Zeit, die wir miteinander haben. Und vor allem hat er mir die Wichtigkeit von Hoffnung und Glauben an mich selbst gezeigt. Denn auch in den dunkelsten Stunden gibt es immer einen Weg, der einen wieder ins Licht führt.

● *Ein abschließendes Wort der Hoffnung an alle, die ihren eigenen Weg durch die Dunkelheit gehen*

An alle, die gerade ihren eigenen Weg durch die Dunkelheit gehen, möchte ich sagen: Du bist nicht alleine. Ich weiß, wie es sich anfühlt, in einem Meer von Ängsten und Zweifeln zu ertrinken.

Aber glaube, es gibt immer einen Ausweg.

Es gibt immer Licht, auch wenn du es im Moment nicht sehen kannst. Du wirst Momente erleben, in denen du denkst, es ist zu viel, es geht nicht weiter – aber halte durch.

Glaube daran, dass selbst in der größten Dunkelheit ein Funken Hoffnung auf dich wartet. Du bist stärker, als du denkst, und du wirst deine eigene Stärke finden, Schritt für Schritt.

Warum ich daran glaube, dass jeder von uns, trotz aller Dunkelheit, das Licht wiederfinden kann

Ich glaube fest daran, dass jeder von uns, trotz aller Dunkelheit, das Licht wiederfinden kann. Der Weg ist nicht immer gerade, und manchmal scheint er endlos. Aber jeder Tag, den du überstehst, bringt dich näher zu dem, was du suchst. Und irgendwann wirst du feststellen, dass du nicht nur überlebt hast, sondern dass du ein neues Verständnis für das Leben, für dich selbst und für die Welt um dich herum gewonnen hast. Das Licht wartet auf dich, auch wenn es sich noch weit entfernt anfühlt. Bleib dran. Du hast die Kraft, es zu finden – und ich bin überzeugt, dass du es tun wirst.

DANK AN LESERINNEN UND LESER

Ich möchte dir von Herzen danken, dass du dieses Buch in die Hand genommen hast.

Dass du dich auf diese Reise eingelassen hast, bedeutet mir mehr, als Worte ausdrücken können.

Du hast dich auf meine Geschichte eingelassen, hast mit mir gelitten, gekämpft und vielleicht auch den ein oder anderen Moment der Hoffnung gefunden.

Es ist nicht selbstverständlich, sich für solch einen Weg zu öffnen, und ich weiß, wie viel Mut es braucht, sich mit den eigenen Ängsten, der eigenen Verletzlichkeit auseinanderzusetzen.

Ich danke dir, dass du dir die Zeit genommen hast, diese Zeilen zu lesen. Dass du dich mit mir in dunklen Momenten auf die Suche nach Licht gemacht hast.

Vielleicht hast du etwas von meiner Reise in dein eigenes Leben mitgenommen. Vielleicht hast du erkannt, dass du nicht alleine bist, dass auch du die Kraft in dir trägst, deinen eigenen Weg zu finden.

Deine Bereitschaft, dieses Buch zu lesen, zeigt mir, dass du nicht nur nach Antworten suchst, sondern auch nach Verständnis, nach Verbindung und nach Hoffnung – und dafür danke ich dir zutiefst. Du bist ein Teil dieser Geschichte geworden, weil du dich darauf eingelassen hast, dich mit den Höhen und Tiefen des Lebens auseinanderzusetzen.

Ich hoffe, dass du durch meine Worte Trost, Stärke und vielleicht auch ein bisschen Mut gefunden hast. Und ich hoffe, dass du weiterhin an dich glaubst, egal was dir das Leben noch bringen mag. Denn du bist stark, du bist fähig, und du bist nicht alleine.

Danke, dass du mich auf dieser Reise begleitet hast. Es bedeutet mir mehr, als du dir vorstellen kannst.

ÜBER MICH

Es ist schwer, Worte zu finden, wenn man über etwas schreibt, das so tief in einem verwurzelt ist – etwas, das so lange in der Stille schlummerte.

Nach 25 Jahren habe ich mich endlich dazu entschlossen, meine Geschichte zu teilen und meine Erfahrungen mit dir zu teilen.

Es fühlt sich an wie ein langer, schmerzhafter Prozess, der jetzt, endlich, in diesem Moment der Offenheit seinen Anfang nimmt.

Warum erst jetzt?

Warum all die Jahre der Zurückhaltung?

Vielleicht, weil es mir damals unmöglich schien, die richtigen Worte zu finden, oder weil der Schmerz zu frisch und zu groß war, um ihn zu teilen.

Vielleicht, weil ich dachte, dass niemand wirklich verstehen würde.

Oder vielleicht, weil ich mich selbst noch nicht bereit fühlte, mich dem zu stellen.

Vielleicht, weil ich ihn nicht mehr zurückrufen wollte!

Heute weiß ich, dass es der richtige Zeitpunkt ist. Ich habe so viel gelernt, so viel durchlebt und so viele Momente der Dunkelheit und des Lichts erfahren, dass ich nun den Mut habe, darüber zu sprechen.

Vielleicht nicht nur, um meine eigene Reise zu verarbeiten, sondern auch, um dir zu zeigen, dass du nicht alleine bist, egal was du durchmachst.

Der Krebs war ein ständiger Begleiter in meinem Leben, ein dunkler Schatten, der mich viele Jahre lang verfolgte – aber er war auch ein Lehrer, der mir wichtige Lektionen über mich selbst und über das Leben beigebracht hat.

Es war nicht einfach, den Schmerz, die Ängste und die vielen Fragen in mir zu tragen, ohne sie mit der Welt zu teilen. Aber irgendwann kam der Moment, in dem ich spürte, dass es an der Zeit war, diese Last abzulegen, sie in Worte zu fassen und vielleicht auch anderen, die denselben Weg gehen, ein Stück Hoffnung zu geben.

Heute sehe ich die Krankheit nicht mehr nur als einen Kampf, sondern als **ein**en **Teil meiner Geschichte**, der mich geformt hat, der mich stärker gemacht hat, auch wenn ich das damals nicht so gesehen habe.

Ich schreibe diese Zeilen nicht, um Mitleid zu erregen, sondern um dir zu sagen: **Du bist nicht alleine.**

Ich habe meinen Weg durch die Dunkelheit gefunden, und ich glaube daran, dass auch du deinen Weg gehen wirst. Es gibt immer einen Ausweg, immer ein Stück Licht, das am Ende des Tunnels wartet – du musst nur bereit sein, es zu suchen.

Das ist meine Geschichte, meine Wahrheit – und ich hoffe, dass sie dir Kraft gibt, deinen eigenen Weg zu finden.

Alles Gute und viel Liebe
Eva

Impressum

Copyright, 2024,
Mag. Eva Prasch
Abt Balthasar-Straße 7

MAG. EVA PRASCH

2651 Reichenau an der Rax

Alle Rechte vorbehalten.

web:
https://evaprasch.com/